DES APPLICATIONS

DE LA

HÉORIE DES GERMES

A LA MÉDECINE ET A L'HYGIÈNE

PAR

LE MÉDECIN-MAJOR DE 1re CLASSE

YVERT

MÉDECIN CHEF A L'ÉCOLE D'APPLICATION DE CAVALERIE

CONFÉRENCE

FAITE A MM. LES OFFICIERS DE L'ÉCOLE D'APPLICATION DE CAVALERIE

COMME INTRODUCTION AU COURS D'HYGIÈNE

EN 1895

SAUMUR

LIBRAIRIE MILITAIRE S. MILON FILS

ÉDITEUR

46, RUE D'ORLÉANS, 46

OURNISSEUR ADJUDICATAIRE DE L'ÉCOLE DE CAVALERIE

1895

DES APPLICATIONS

DE LA

THÉORIE DES GERMES

A LA MÉDECINE ET A L'HYGIÈNE

ANGERS, IMP. BURDIN ET Cie, RUE GARNIER, 4.

DES APPLICATIONS

DE LA

THÉORIE DES GERMES

A LA MÉDECINE ET A L'HYGIÈNE

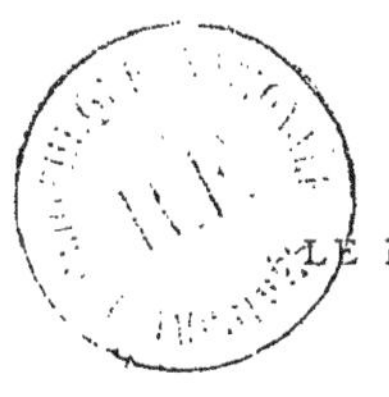

PAR

LE MÉDECIN-MAJOR DE 1re CLASSE

YVERT

MÉDECIN CHEF A L'ÉCOLE D'APPLICATION DE CAVALERIE

CONFÉRENCE

FAITE A MM. LES OFFICIERS DE L'ÉCOLE D'APPLICATION DE CAVALERIE
COMME INTRODUCTION AU COURS D'HYGIÈNE
EN 1895

SAUMUR

LIBRAIRIE MILITAIRE S. MILON FILS

ÉDITEUR

46, RUE D'ORLÉANS, 46

FOURNISSEUR ADJUDICATAIRE DE L'ÉCOLE DE CAVALERIE

1895

DES APPLICATIONS

DE LA

THÉORIE DES GERMES

A LA MÉDECINE ET A L'HYGIÈNE

MESSIEURS,

Ayant l'honneur, comme tous les ans, d'être chargé de traiter devant vous, en quelques leçons, malheureusement trop courtes et souvent insuffisantes, les principales questions d'Hygiène militaire qui peuvent vous être utiles dans le cours de votre carrière; particulièrement préoccupé, comme toujours, du but principal à atteindre, à savoir : la diminution du nombre des malades et des indisponibles parmi les hommes dont la conduite et la surveillance vous sont confiées; étant donnée surtout l'importance qu'on attache actuellement à l'influence des êtres infiniment petits dans la genèse et comme point de départ des principales affections si fréquemment observées dans l'armée, il m'a semblé, avant d'entrer dans le cœur même du sujet, avant d'aborder chacun des chapitres en particulier, qu'il ne serait peut-être pas sans intérêt, pour nous tous, de faire une légère digression, de pousser une pointe dans le domaine de la bactériologie, de la microbiologie, qui ont complètement, depuis quelque temps, bouleversé les idées en fait d'hygiène, de contagion, de maladies épidémiques, et qui ont eu pour résultat immédiat une diminution considérable, dans le milieu militaire où nous sommes placés tout particulièrement, de la morbidité et de la mortalité, autrement dit du nombre des malades et du chiffre des décès.

Loin de moi, Messieurs, l'intention de vous faire passer par toutes les phases, par toutes les expériences qui ont servi, dans ces trente dernières années, à établir définitivement, sur des bases indiscutables, la doctrine aujourd'hui admise à peu près par tout le monde, des infiniment petits, et de leur rôle pathogénique dans tous les actes de la vie normale et pathologique. Mon but est beaucoup plus modeste, et je me contenterai de vous énumérer rapidement tous les principes, tous les axiomes, pourrait-on dire, de la théorie microbienne, qui sont susceptibles d'une application pratique, et qui nous serviront à expliquer le revirement subit observé dans la manière de comprendre l'hygiène, en général, ainsi que l'évolution, la marche des affections épidémiques, dont nous ignorions absolument jusqu'ici la genèse et le mode de développement.

Aussi, c'est en nous plaçant à ce point de vue, éminemment pratique, que nous avons définitivement adopté, comme sujet de cette conférence, le texte suivant :

Applications à l'hygiène militaire des découvertes faites depuis quelques années dans le domaine de la microbiologie. Leur importance capitale au point de vue de la contagion, de ses causes, de son développement. Leurs conséquences pratiques comme moyen préventif ou prophylactique contre les affections épidémiques et contagieuses, plus spécialement observées dans l'armée : la tuberculose et la fièvre typhoïde en particulier.

Définition des germes, des microbes.

Et d'abord, Messieurs, se pose tout naturellement cette question : Qu'est-ce que ces *germes*, qu'est-ce que ces fameux *microbes*, suivant l'expression de Sédillot, dont tout le monde parle maintenant, et dont personne ne semblait même supposer l'existence, il y a trente ans à peine? D'où vient ce bouleversement complet dans les idées scientifiques, jusqu'ici admises, sans conteste, par les savants de l'univers entier, et qui ne paraissent plus avoir actuellement de raison d'être?

On désigne sous le nom de *microbes* les micro-organismes, infiniment petits, absolument inappréciables à nos moyens ordinaires d'investigation, qui exigent, pour être aperçus, des grossissements considérables, et qui forment autour de nous tout un monde spécial, dans lequel ils pullulent et se reproduisent, pour ainsi dire, à l'infini, par véritables myriades. Tous les éléments en renferment; ils pénètrent partout : c'est par milliers qu'on les rencontre dans l'air, dans l'eau, dans le sol, et jusqu'à l'intérieur même de notre économie, où ils trouvent les conditions les plus favorables à leur développement. On peut dire, sans être taxé d'exagération, que nous en sommes littéralement infestés.

Certes, ces notions ne sont pas nouvelles; car il y a, en effet, bien longtemps que, pour la première fois, on a parlé de tout ce monde des infiniment petits; qu'on en en a donné une description plus ou moins exacte; et qu'on a même cherché à les classer, à établir un peu d'ordre dans les différentes espèces reconnues et admises : nous n'en voulons pour preuve que la classification, la première en date, tentée déjà en 1773 par Müller, qui les désigne sous le nom de *vibrions*.

Spallanzani, dès 1776, était même amené à cette conclusion : « Je ne vois pas qu'il soit possible d'attribuer la naissance des animalcules à d'autres choses qu'à de petits œufs, ou a des semences, ou à des corpuscules pré-organisés que je veux appeler et que j'appellerai du nom générique de *germes*. »

Mais, en somme, il faut arriver jusqu'au commencement de la seconde moitié du XIXe siècle, pour voir attacher à l'étude de ces infiniment petits toute l'importance qu'elle mérite; pour apprendre le rôle immense, indispensable, qu'ils jouent dans presque tous les phénomènes de la vie normale et pathologique; et pour en tirer les conclusions pratiques qui découlent tout naturellement de cette démonstration.

A Pasteur, Messieurs, vous le savez tous, revient le grand honneur de cette découverte; c'est depuis les travaux de cet illustre savant que cette science microbiologique a reçu cette vigoureuse impulsion qu'elle a de nos jours; et qui, grâce au dévouement et à l'activité des nombreux élèves de ce maître incontesté, ne paraît pas près d'être arrêtée dans sa marche en avant.

Morphologie des microbes.

Avec Pasteur et son école, on ne tarde pas à établir un peu d'ordre dans l'affreux chaos qui régnait jusqu'alors: on examine, on étudie les germes, les microbes sous toutes leurs faces, sous toutes leurs formes, dans toutes les conditions. On établit entre eux des différences; on les classe par genres, par espèces; on pourrait dire avec raison qu'on les enrégimente, qu'on les embrigade. — Nous verrons même bientôt qu'on est arrivé à les cultiver, à les domestiquer, à les rendre moins dangereux, à en atténuer, en un mot, plus ou moins les fâcheux effets.

On distingue maintenant les microbes, et on les caractérise d'après leurs formes, leur longueur, leur structure, leur mode de groupement, les mouvements dont ils sont animés :

1° Les uns sont sphériques ou punctiformes (microcoques), complètement isolés (monocoques), réunis par groupes de deux ou en nombre plus considérable (diplocoques, staphylocoques), affectant enfin parfois la forme de véritables chaînettes (streptocoques);

2° Les autres se présentent sous la forme de petits filaments, de petits bâtonnets, droits ou coudés (bactéries, bactéridies), ondulés (vibrions), contournés plus ou moins en spirale (spirilles).

Ces infiniment petits sont tous, à l'exception des bactéridies, animés de mouvements particuliers. Les bactéries avancent, reculent, vont, viennent, tournent autour de leur centre ou de leurs extrémités, comme des tiges rigides; les vibrioniens, eux, présentent des ondulations, des inflexions et s'insinuent comme des serpents dans l'herbe; quant aux spirilles, elles progressent à la façon d'une hélice, par de véritables mouvements de rotation.

De ces micro-organismes, les uns ne peuvent vivre sans oxygène libre, et meurent dès qu'ils en sont privés : aussi leur a-t-on donné le nom d'*aérobies*.

Les autres, au contraire, sont immédiatement détruits, dès qu'ils se trouvent au milieu de cet élément : ce sont les *anaérobies*, de beaucoup les plus dangereux, soit dit en passant.

Enfin, il en existe un certain nombre qui vivent indifféremment et alternativement au contact ou à l'abri de l'oxygène.

Une autre distinction capitale à établir, au point de vue surtout des conséquences pratiques qui en découlent, est la différenciation de ces animalcules suivant qu'ils sont arrivés déjà à l'état adulte, ou qu'ils sont, au contraire, à l'état naissant, sous forme de spores, de corpuscules-germes, comme on dit.

Résistance particulière des corpuscules-germes.

Tandis que les premiers, en effet, ne présentent qu'une résistance médiocre aux agents chimiques, physiques, et sont plus ou moins facilement détruits par un acide, par la chaleur, etc.; les spores, au contraire, résistent on ne peut mieux à l'action des températures les plus basses comme les plus élevées, et peuvent ainsi rester, pendant des mois, pendant des années, sans manifester leur présence par aucun signe, jusqu'au jour où, sous l'influence de conditions favorables à leur développement, elles récupèrent toutes les qualités nocives de l'état adulte. Certains de ces corpuscules-germes supportent même le desséchement le plus complet, semblent absolument inertes pendant un temps plus ou moins prolongé, et reparaissent doués de toute leur mobilité, de toute leur énergie primitive, dès qu'on les met en contact avec l'eau ou l'atmosphère surchargée d'humidité. D'autres, par contre, résistent à 40, 50° de froid, et même bien davantage.

Voilà, assurément, des données fort intéressantes, et qui nous fournissent l'explication, si bizarre en apparence, de ces réapparitions tardives de certains germes, qui paraissaient disparus à tout jamais; de ces épidémies, à longue échéance, dont le point de départ ne saurait être soupçonné sans la connaissance des particularités auxquelles nous venons de faire allusion.

Rôle des microbes.

Mais, voici venir maintenant le côté le plus important de ces études spéciales, du développement de ces micro-organismes : à savoir le rôle qu'ils peuvent bien remplir dans la nature; et les conséquences qui peuvent bien résulter de leur mélange et de leur contact, tant avec les végétaux qu'avec les animaux et l'homme. Car tandis qu'un très grand nombre de ces petits êtres semblent absolument inoffensifs, indifférents, vulgaires ou communs, comme on les appelle, il n'en est pas de même pour les autres dont le mode d'action, dont l'intervention indiscutable dans les phénomènes les plus intimes de la vie, sont aujourd'hui des mieux démontrés.

Théorie de la génération spontanée; théorie des germes.

Ce rôle, Messieurs, nous ne l'ignorez pas, était à peine soupçonné jusqu'aux découvertes célèbres de Pasteur; et la théorie de la génération spontanée régnait encore en maîtresse quand cet illustre savant vint, vers 1862, s'inscrire en faux contre cette doctrine, battre complètement en brèche toutes les notions, toutes les idées admises jusque-là dans la science.

Pasteur reprit, en effet, une à une toutes les expériences faites jusque-là par quelques auteurs, bien audacieux pour l'époque, et qui avaient cherché, après avoir soumis à une ébullition prolongée des ballons à moitié remplis de matières fermentescibles ou putrides, pour y détruire les germes qu'ils pouvaient contenir, à démontrer, qu'en empêchant la pénétration, à l'intérieur de ces derniers, par le passage dans des tubes chauffés au rouge (Schwanns), sur de l'acide sulfurique (Schultze), au travers d'une couche épaisse de ouate (Schröder et Dusch), de nouveaux micro-organismes, ces liquides restaient absolument clairs et limpides, sans la moindre trace de fermentation ou de putréfaction. Il s'attacha à rechercher les conditions défectueuses dans lesquelles s'étaient placés la plupart de ses prédécesseurs, dont les efforts n'avaient pas été toujours, tant s'en faut, couronnés de succès. Il démontra alors, de son côté, qu'il fallait prolonger, non pas seulement pendant des heures, mais parfois pendant plusieurs jours consécutifs, l'ébullition des liquides en expérience pour les débarrasser à tout jamais des micro-organismes qu'ils pouvaient bien contenir; et que, point n'était besoin, pour empêcher les germes d'arriver jusqu'aux bouillons de culture; pour prévenir, de ce fait, toute altération, toute transformation de ces liquides, de les détruire par la chaleur, par l'acide sulfurique; mais que le fait seul d'effiler le ballon sous forme d'un long tube capillaire, tortueux, contourné en col de cygne, suffisait à arrêter toutes les particules organisées, qu'on retrouvait intimement accolées à ses parois, et qu'on pouvait ainsi parfaitement reconnaître, distinguer, catégoriser sous le champ du microscope.

Germes de la fermentation.

On avait bien constaté, avant cette époque, les nombreuses transformations chimiques que subissent certaines substances, dites fermentescibles; on avait bien reconnu que le sucre était susceptible, sous l'influence de certaines conditions, absolument méconnues jusque-là, de disparaître en donnant lieu à la formation d'acide carbonique et d'alcool; que ce dernier pouvait également, suivant certaines circonstances, produire : soit de l'acide acétique; ou, au contraire, repasser directement à l'état d'eau et d'acide carbonique. On avait bien déjà une notion assez exacte, analytiquement parlant, des fermentations lactique et butyrique; les altérations ammoniacales de l'urine étaient aussi un fait connu de tous les chimistes. Quant à la cause immédiate, quant à la raison d'être de ces phénomènes, personne n'avait pu en donner l'explication : faute de quoi, on en restait encore à la vieille hypothèse de la génération spontanée. C'est alors que Pasteur démontra avec preuves indiscutables à l'appui, que chacun de ces phénomènes, que chacune de ces transformations chimiques, que chacune de ces fermentations, pour employer l'expression technique, était la conséquence du contact, de l'apport par l'intermédiaire de l'air ambiant, et du développement ultérieur d'un micro-organisme particulier, spécial, spécifique, cause immédiate des modifications constatées; agent bien nettement défini, parfaitement distinct sous le champ du microscope, et qu'il désigna sous les noms de *ferments alcooliques* (levures de bière, de raisin); de *ferment acétique* (Mycoderma aceti); de *ferment du vin* (Mycoderma vini); de *ferment lactique*; de *ferment butyrique*; de *ferment de l'urée* : chacun de ces infiniment petits ayant une vie à part, des caractères distincts, et étant absolument incapable, dans tous les cas, de se substituer les uns aux autres; à chacun d'eux étant dévolue, en un mot, une mission particulière dans l'ensemble des procédés, par lesquels la matière organique ou organisée doit inévitablement faire retour à l'atmosphère et à l'eau, en se transformant en composés gazeux ou solubles.

Germes et insectes de la putréfaction.

C'est à Pasteur, également, que revient le grand mérite d'avoir apporté quelque lumière dans les phénomènes, si obscurs jusque-là, de la putréfaction; et ici, encore, il démontra « qu'il n'y a pas un seul cas de putréfaction, pendant la vie ou après la mort, sans qu'il y ait eu pénétration de germes venus de l'extérieur ». La putréfaction ne serait, en somme, au fond, comme il l'a démontré, que le résultat d'une série de fermentations successives, ayant comme conséquence ultime et définitive, la transformation complète, absolue de la matière, qui retournerait ainsi aux éléments primitifs, auxquels on doit attribuer sa formation première.

Cette manière d'envisager la question vient, d'ailleurs, de recevoir, pourrait-on dire, une consécration complète dans les récents travaux sur la *Faune des cadavres*, de M. Mégnin, qui a pu s'exprimer ainsi, le 28 août 1894, à l'Académie de médecine : « Les études récentes sur la putréfaction, de MM. Armand Gautier, Cornil et Babès, Bordas, montrent que des microbes de différentes espèces se suivent d'une manière régulière dans les phénomènes si complexes de la putréfaction, et leur action est accompagnée chaque fois d'une émission de gaz odorants variés; ce sont ces gaz perçus par les insectes des cadavres, souvent à des distances prodigieuses, tant leur sens olfactif est délicat, qui leur indique le degré auquel la putréfaction est arrivée, et leur permettent de choisir celui qui est le plus convenable à leur progéniture : ainsi s'explique la succession régulière des insectes, que nous avons nommés, avec M. Brouardel, les *travailleurs de la mort*, lesquels sont, par la suite, de véritables réactifs des différents degrés de la putréfaction. » Ajoutons, du reste, que ce savant distingué a pu, ainsi, compter jusqu'à huit escouades qui se succèdent régulièrement, depuis la mort jusqu'à la destruction complète du cadavre, et permettent, en médecine légale, de remonter assez exactement à l'époque de la mort, tout au moins au trimestre ou au semestre, pendant lesquels elle a eu lieu.

Quoi qu'il en soit, Messieurs, et laissant de côté ces aperçus nouveaux, dont je n'ai cru devoir vous dire un mot qu'en raison de leur intérêt tout particulier, il devenait désormais indiscutable que la théorie de la génération spontanée était détruite de fond en comble; qu'elle recevait de Pasteur un coup dont elle ne devait plus jamais se relever; et qu'au fond, tous les phénomènes de la fermentation étaient absolument synonymes de pullulation, de reproduction par myriades d'animalcules, infiniment petits.

Une fois engagé dans cette voie, il était tout naturel de rechercher si l'on ne pourrait pas appliquer aux phénomènes pathologiques, observés tant sur les animaux que sur l'homme, la nouvelle doctrine ; les maladies infectieuses et contagieuses pouvant bien n'être, en somme, comme les fermentations, que des multiplications à l'infini de certains germes ou microbes, spéciaux pour chacune d'elles, dans les corps où ils ont pu pénétrer, et où ils ont trouvé un milieu favorable à leur développement.

Un nombre considérable de chercheurs se lancèrent dans cette direction, et étudièrent, avec un soin tout particulier, les micro-organismes qui existent chez les animaux et chez l'homme, tant à l'état normal qu'à l'état pathologique.

Microbes pathogènes.

A Davaine, Messieurs, était réservé l'honneur de prouver, d'une manière indiscutable, avec expériences à l'appui, que certaines maladies sont bien certainement le fait, la conséquence immédiate de la pénétration, à l'intérieur de l'économie, d'organismes spéciaux, spécifiques, de *microbes pathogènes*, comme on les appelle aujourd'hui, qui y pullulent et s'y reproduisent dans des proportions et avec une rapidité vraiment incroyables. Du jour où ce savant observateur, en 1863, communiqua à l'Académie des sciences ses recherches sur *Les infusoires du sang dans la maladie connue sous le nom de sang de rate*, on peut dire que la démonstration du rôle des microbes dans les maladies contagieuses était désormais un fait acquis à la science.

Affection charbonneuse, bactéridie de Davaine.

Davaine, en effet, partant de ces faits bien constatés :

1o Qu'on retrouve dans le sang de tous les animaux atteints de charbon, sans exception aucune, la *bactéridie* que le premier il a donnée comme caractéristique de cette affection ;

2o Que ce micro-organisme, par contre, ne se rencontre jamais dans aucune autre maladie ;

3o Que sur six cas de pustules malignes, examinées

chez l'homme à ce point de vue, il a six fois constaté la présence par myriades de la bactéridie ;

4° Que le sang charbonneux est apte à transmettre, par inoculation, aussi bien aux animaux qu'à l'homme, la maladie, tant qu'il contient des bactéridies, et qu'il perd, au contraire, cette faculté, lorsque, par suite de la putréfaction, ces corpuscules ont disparu ;

5° Que le sang d'un premier cobaye inoculé devient lui-même inoculable à un second ; celui du second à un troisième, et ainsi de suite ;

Davaine, dis-je, se crut en droit de conclure, à juste titre assurément, que la bactéridie était bien la cause unique, spécifique de l'affection charbonneuse.

D'autant plus qu'il avait pu, après inoculation, et le microscope en main, suivre, minute par minute, le développement de ces bactéridies, et démontrer qu'au moment de la mort l'animal offre ordinairement, dans son sang, un nombre de ces filaments qui surpasse de beaucoup celui des corpuscules sanguins. Cette rapidité est tellement considérable, que d'après les calculs de ce savant une seule de ces bactéridies, inoculée à l'homme, fournirait, après 72 heures seulement, 71 milliards de corpuscules.

Bien plus, le 29 juin 1865, il inocule la maladie à un cobaye en état de gestation avancée, qui mourut deux jours après l'inoculation : le sang de la mère et du placenta contenait des myriades de bactéridies ; celui du fœtus, aucun. Or, des inoculations pratiquées avec le premier sang ne donnèrent que des résultats positifs, tandis que celles, faites avec le sang du fœtus, restèrent absolument inoffensives.

On ne tarda pas d'objecter à la manière de voir de Davaine que la bactéridie pouvait bien n'être pas la cause immédiate du charbon; mais agir simplement comme agent vecteur d'un principe toxique, quelconque, et encore indéterminé, contenu dans le liquide sanguin? Mais cette objection fut victorieusement combattue par Pasteur, qui, prenant une goutte de sang charbonneux pour ensemencer une première culture; puis une goutte de celle-ci pour l'ensemencement d'une seconde, et ainsi jusqu'à vingt cultures successives, vit toujours la bactéridie donner lieu au développement de l'infection charbonneuse. Et, il ne fallait plus songer, après de semblables dilutions, à un poison chimique primitif, quelle que fût sa violence.

J'insiste quelque peu, Messieurs, sur ces considérations et à dessein; car elles sont le point de départ, la base de l'application à la pathologie des doctrines microbiennes. Et je ne crains pas d'affirmer hautement que la découverte de Davaine fut une véritable révélation : l'existence des microbes pathogènes étant désormais absolument démontrée.

Pendant assez longtemps la bactéridie seule put être ainsi isolée, cultivée, inoculée, reproduisant toujours, et avec une rigueur mathématique, les mêmes symptômes et la même affection. Il semblait que les microbes pathogènes des autres maladies n'existaient pas, tant ils étaient difficiles à découvrir et à caractériser; mais, voici que tout à coup, à quelques années d'intervalle seulement, un nombre relativement considérable était démasqué, le bacille du choléra des poules, celui de la fièvre typhoïde, celui de la tuberculose, pour ne citer que les premiers en date. Tous, d'ailleurs, répondaient aux caractères de la spécificité si bien exposés par Davaine quand il rendit la bactéridie responsable de l'infection charbonneuse; tous également ont été cultivés, inoculés, et reproduits en séries, sur les animaux. Ils deviennent, d'ailleurs, de jour en jour plus nombreux, à mesure qu'on sait mieux les rechercher.

En somme, pratiquement parlant, toutes ces découvertes successives ont abouti à cette notion, aujourd'hui indiscutable, que beaucoup de maladies sont le fait, la conséquence du développement, soit sur place, soit à l'intérieur de l'organisme, de microbes spécifiques, qui pullulent, se reproduisent en donnant lieu à des troubles particuliers, directement par leur présence elle-même, ou indirectement par les produits qu'ils sécrètent et qui sont des poisons, des toxines, comme on les appelle actuellement. On en est arrivé à cultiver la plupart de ces microbes, à les injecter à des animaux, à les retrouver dans les sécrétions, dans les organes internes, dans le sang, et à reproduire, au moyen de ces derniers, de nouvelles cultures identiques aux premières, et pouvant ainsi indéfiniment déterminer les mêmes symptômes, la même maladie, toujours identique, toujours semblable à elle-même. Avec cette caractéristique en plus, de n'exister jamais que dans les affections contagieuses, dont ils sont, chacun en particulier, la cause déterminante immédiate. Il ne saurait plus y avoir le moindre doute à ce sujet.

Ces constatations, faites également sur l'homme, pour les affections reconnues maintenant d'origine manifestement microbienne, ont conduit aux mêmes résultats : on diagnostique aujourd'hui la plupart des maladies à l'aide du microscope et des cultures micro-biologiques.

Il existe, bien entendu, un microbe spécial pour chaque maladie ; toujours le même pour une même infection ; et, quoique le nombre de ceux qui ont été, jusqu'à présent, bien nettement caractérisés, soit, en somme, relativement restreint, il y a tout lieu de supposer qu'avec les progrès incessants signalés, chaque jour de tous côtés, il arrivera un moment où l'on pourra démontrer que toutes les maladies infectieuses, sans exception, sont bien le résultat, la conséquence de la pénétration dans l'organisme d'un micro-organisme particulier.

La démonstration en est faite maintenant pour le charbon, pour la tuberculose, pour la fièvre typhoïde, pour le choléra, pour la diphtérie, pour la pneumonie, pour la malaria, pour la lèpre, pour l'érysipèle, pour la fièvre puerpérale, pour le tétanos, pour la septicémie, etc., sans compter plusieurs autres affections, pour lesquelles existent dès maintenant les plus grandes probabilités en faveur du microbe incriminé, telles que la peste, le typhus, la morve, la fièvre jaune.

Quelques-unes même, comme la rage et la variole, dont on n'a pu encore découvrir, ni cultiver le microbe pathogène, sont bien certainement aussi de nature microbienne; puisqu'on est parvenu précisément, par des inoculations préventives, par des vaccinations préalables, à en prévenir le développement.

Le doute également ne saurait subsister en ce qui concerne la rougeole, la scarlatine, la varicelle, les oreillons, la syphilis; bien qu'également, jusqu'à présent, le microscope et les nombreuses tentatives de cultures n'aient abouti qu'à une déception complète. Affaire de temps et de patience, car il est bien certain que le succès ne peut tarder à couronner les efforts tentés dans cette direction.

Quant à la voie suivie par ces micro-organismes pour pénétrer à l'intérieur de l'économie, elle varie suivant les espèces et avec chaque maladie. Mais, en somme, les trois plus fréquentes sont : les solutions de continuité des téguments ou des muqueuses, le tube digestif et l'appareil respiratoire : ce dernier devant, bien certainement, comme le fait remarquer M. le médecin-inspecteur Arnould, occuper le premier rang, quand on pense qu'un homme respire de 9,000 à 10,000 litres d'air par 24 heures.

Au total, et pour nous résumer, on voit que les données actuelles de la bactériologie ont abouti à ce résultat clinique : que certaines maladies sont produites par des microbes, toujours les mêmes pour chaque maladie, qui peut, du fait de cette constatation même, être considérée comme spécifique. Cet infiniment petit, spécial à chaque affection, se rencontre toujours et ne se rencontre que dans l'organisme atteint, dont il peut s'éliminer par les émonctoires les plus variés : selles, urines, sueurs, salive, desquamation épithéliale, etc.

Microbe, agent de la contagion.

De là découlaient tout naturellement les conditions particulières grâce auxquelles pouvait survenir la transmission du sujet atteint à un individu, plus ou moins voisin, plus ou moins éloigné, indemne jusque-là, et qui, à un moment donné, est susceptible d'absorber, de s'inoculer, par un procédé ou un autre, l'animalcule en question. En un mot, la contagion, jusqu'à présent bien souvent incompréhensible, et dont le mécanisme était toujours resté des plus obscurs, s'expliquait désormais le plus simplement du monde.

Réceptivité morbide.

Il est toutefois une autre donnée de ce problème compliqué, dont il faut tenir le plus grand compte, et que précisément encore les recherches expérimentales ont contribué à éclaircir, en grande partie du moins. Nous voulons parler de cet état particulier, aujourd'hui défini par l'expression de *réceptivité* ou de *non-réceptivité morbide*, et qui fait que l'organisme, mis en présence, au contact d'un microbe pathogène, contracte ou non l'affection dont il est l'agent provocant immédiat. En d'autres termes, comment expliquer qu'un même sujet, ayant absorbé, par exemple, à deux époques différentes, même très rapprochées, un germe infectieux, celui de la fièvre typhoïde, si l'on veut, reste complètement indemne une première fois, et contracte, au contraire, la maladie, au second contact? Pourquoi y a t-il, en un mot, infection typhoïdique dans un cas, et pas dans l'autre?

Causes prédisposantes. Expériences de Charrin et Roger.

Les recherches expérimentales de MM. Charrin et Roger vont nous donner la solution du problème. Ces observateurs, en effet, ont démontré qu'en plaçant des animaux en expérience dans les meilleures conditions hygiéniques possible, sous le rapport de l'alimentation, du travail fourni, de la qualité de l'eau et de l'air qui leur sont distribués, ces animaux ont toute chance de rester absolument réfractaires aux inoculations d'un microbe pathogène, celui du charbon par exemple. Par contre, si, toutes choses égales d'ailleurs, on les soumet à une alimentation défectueuse, insuffisante ou de mauvaise qualité, si on les surmène par un exercice trop violent ou trop prolongé, si on leur donne à boire une eau sale, contenant des éléments putrides, en plus ou moins grande abondance, si enfin, on détermine dans les locaux, qu'ils habitent, l'encombrement, immédiatement de réfractaires qu'elles étaient, les pauvres bêtes tombent malades et ne tardent pas à succomber.

Cet état de débilité générale les met, en un mot, dans des conditions absolument identiques aux végétaux qui, après avoir résisté longtemps aux intempéries, sont envahis par les champignons, dès que leur sève coule moins vigoureuse.

Or, ne retrouvons-nous pas là, précisément quatre des grandes causes, si souvent invoquées, si souvent incriminées, au moment de l'éclosion de certaines épidémies, de la fièvre typhoïde et du typhus plus particulièrement? Ne saute-t-il pas aux yeux, même les moins clairvoyants, qu'on reproduit bien souvent, sans s'en douter, non plus *in anima vili* mais sur l'homme lui-même, les expériences auxquelles nous venons de faire allusion?

Alimentation défectueuse.

L'influence d'une alimentation mauvaise, défectueuse, insuffisante, n'est-elle pas celle que l'on recherche tout d'abord, au début de la dothiénenterie, par exemple? N'est-ce pas elle qu'on rend responsable de bien des maladies de nos armées en campagne?

Surmenage.

Inutile d'insister beaucoup, j'espère, sur les dangers, sur les inconvénients qu'entraînent journellement pour nos troupes tout travail exagéré, toute fatigue anormale, tout manque de progression dans les efforts qui leur sont demandés, ou qu'exigent parfois les tristes nécessités de la guerre. Il n'est que trop prouvé, malheureusement, que le surmenage est un des éléments avec lequel nous devons le plus compter au début de toute infection. Et son influence, encore, sur la genèse de certaines maladies, la fièvre typhoïde en particulier, est tellement manifeste, que des cliniciens des plus éminents n'ont pas hésité à la reconnaître comme cause unique de cette affection; et l'ont caractérisée par le terme assez significatif d'*autotyphisation*. S'appuyant en cela sur l'existence, bien démontrée aujourd'hui, des leucomaïnes à l'intérieur de l'économie, dans tous les cas de combustion exagérée ou anormale. Les expériences de Charrin et Roger nous donnent, on ne peut mieux, la clef de la situation : ces produits putrides de la désassimilation n'agissant, en somme, qu'à titre de cause purement adjuvante.

Eau sale et souillée.

Le rôle d'une eau de mauvaise qualité n'est plus à démontrer non plus. Et ici, Messieurs, nous ne faisons pas allusion aux eaux qui pourraient contenir un agent pathogène, le microbe d'une maladie, telle que la fièvre typhoïde, le choléra, la dysenterie par exemple, et qui deviendraient, de ce fait même, immédiatement dangereuses par le germe contagieux qu'elles contiennent, qui serait ainsi, en un mot, la cause spécifique de la maladie en question. Non, nous n'avons en vue, pour le moment, que les conditions qui peuvent être favorables à l'évolution de ces microbes pathogènes à l'intérieur de l'économie; et, dans ce nombre, figure au premier rang l'absorption d'une eau contenant un nombre exagéré de germes indifférents, ou de germes de la putréfaction. Nos idées sont, en effet, absolument modifiées, depuis la découverte des infiniment petits, sur ce qu'il faut entendre par eau de bonne qualité. Ce ne sont plus, maintenant, la composition chimique, la quantité et la nature des sels contenus dans ce liquide, qui nous préoccupent le plus : il faut en tenir compte, assurément, mais, ce qui fait, avant tout et surtout, qu'une eau est excellente, bonne, médiocre, mauvaise, est le nombre, la qualité des germes qu'elle contient. Et d'abord, il est bon de savoir que toutes les eaux, mêmes les plus pures, renferment un certain nombre de microbes : un centimètre cube d'eau de pluie, par exemple, en contient 35, d'après Marié-Davy et Miquel. L'eau de source bien captée, parfaitement canalisée dans tout son parcours, la meilleure qu'on puisse rechercher, présente en moyenne de 25 à 40, 50 et 80 germes indifférents par centimètre cube : c'est l'idéal.

Eau pure microbiologiquement parlant.

Ainsi l'eau de la Vanne qui en renferme 62. Une eau est considérée comme bonne, quand elle contient 300 à 400 de ces mêmes éléments; comme assez bonne, jusqu'à 1000 ; médiocre au-dessous de cette limite. Elle devient absolument mauvaise, et doit être considérée comme dangereuse, du moment où elle présente des germes putrides ou liquéfiants, quel qu'en soit le nombre d'ailleurs. Une eau est dite sale, souillée, microbiologiquement parlant, quand elle renferme un nombre trop considérable de germes indifférents, mélangés ou non, à des germes putrides. Telle l'eau de la Seine qui contient 1,200 à 1,500 microbes en moyenne, par centimètre cube, en amont de la capitale ; 20,000, parfois plus encore, à la sortie du grand égout collecteur. Koch parle même d'une eau d'égout par centimètre cube de laquelle il aurait trouvé jusqu'à 38 millions de bactéries.

Eh ! bien, c'est là où nous voulions en venir : beaucoup de bons esprits, bien des épidémiologistes éminents ont une certaine tendance à attribuer actuellement à l'ingestion de cette eau sale, absolument dépourvue de tout microbe pathogène de la fièvre typhoïde, l'éclosion de cette maladie. Telle est même la principale objection de ceux qui n'acceptent pas encore, comme absolument démontré, le rôle unique du bacille d'Eberth, dans la genèse de cette affection. Les expériences de Charrin et Roger répondent victorieusement à ce point faible en apparence de la théorie microbienne ; car il n'est pas douteux que chez l'homme, comme chez les animaux en expérience, l'eau sale remplit le rôle de cause purement prédisposante et non déterminante ; un rôle banal et non spécifique, mais qui n'en est pas moins certain et indiscutable. Comme le disait fort judicieusement

M. Lereboullet, dans la séance du 6 mars 1894, à l'Académie de médecine au sujet de l'épidémie de fièvre typhoïde qui a sévi cette année sur tout le parcours des eaux de la Vanne :

« En vain objectera-t-on encore que pour affirmer l'origine hydrique de la fièvre typhoïde, il faut avoir retrouvé le bacile d'Eberth dans l'eau de boisson. Sans entrer dans des discussions théoriques à ce sujet, on peut, on doit affirmer qu'une eau sale, même alors qu'on n'y a pas signalé de germes spécifiques, peut, *en favorisant le développement de ceux qui existent presque partout*, faire naître une épidémie grave. »

Encombrement.

Nous serons non moins affirmatif en ce qui touche à l'influence prédisposante indiscutable de l'encombrement dans la genèse des maladies contagieuses et épidémiques, car, ici encore se retrouvent des conditions identiques. Il est démontré depuis bien longtemps, de par la statistique, que la morbidité et la mortalité, autrement dit que le nombre des malades et le chiffre des décès vont en croissant, dans les quartiers populeux, avec la densité, avec l'agglomération des individus ; il est prouvé que l'absence d'aération suffisante rend absolument insalubres les coins des grands centres dépourvus de larges voies de communication. Tout le monde connaît également l'influence néfaste, dans le milieu militaire où nous observons, des grands casernements, de ces bâtiments immenses, situés au milieu des quartiers les plus condensés, et qui peuvent contenir des milliers d'habitants sur une superficie trop restreinte. Eh ! bien ici, encore, Messieurs, les recherches micro-biologiques vont, comme pour l'eau tout à l'heure, nous donner l'explication complète de ce fait bien dûment constaté, en nous démontrant le rôle joué par l'air impur, c'est-à-dire chargé d'un nombre plus ou moins considérable de microbes, mais toujours en proportion exacte avec la densité de la population, avec la largeur des voies de communication.

Pureté et impureté microbiologiques de l'air.

Dans un travail des plus intéressants publié en 1883 sur les *organismes vivants de l'atmosphère*, Miquel nous donne, en effet, les chiffres suivants, à propos du nombre de microbes existant dans l'air qui nous entoure, en différents points de la capitale, sur mer, au haut des montagnes.

On trouve, à Paris, dans une chambre à coucher de la rue Monge, quartier populeux, comme vous savez, 5,260 microbes par mètre cube. Par contre à Montsouris, dans une pièce analogue, il n'en existe que 325; à l'Hôtel-Dieu, en été, il y en avait de 5,120 à 6,300; à la Pitié, un des hôpitaux les moins favorisés sous le rapport de l'aération et du voisinage, 11,100 en moyenne. En plein air, dans la rue de Rivoli, on en trouvait 850 seulement.

Un médecin des paquebots, faisant le service entre Bordeaux et Rio-Janeiro, constata qu'en pleine mer, l'air marin ne renferme que 530 spores sur le pont du navire; et 5 à 6 bactéries seulement par 10 mètres cubes à 10 mètres au-dessus du niveau de la mer.

Des expériences faites en Suisse, à Thoun, ont démontré qu'il existe : dans une chambre d'hôtel, 600 bactéries par 10 mètres cubes; 25, au voisinage de l'hôtel; 8, sur le lac. Bien plus, de 2,000 à 4,000 mètres dans la montagne, on n'en trouve plus trace.

Or, ne ressort-il pas, avec la dernière évidence, de cette simple constatation, qu'on trouve d'autant moins de microbes dans l'air, que l'endroit est plus salubre et moins encombré? Et, cette analyse micro-biologique ne donne-t-elle pas raison à la manière de voir des auteurs, qui incriminent la souillure de l'atmosphère, par des germes banals et indifférents, au même titre que l'eau sale, comme cause préparante et adjuvante de l'infection spécifique?

Sans compter encore avec cette hypothèse : qu'il est tout naturel de penser, qu'on a tout lieu de croire que la recrudescence dans l'air des bactéries vulgaires ou communes doit coïncider exactement avec celle des infectieuses ; puisque, comme l'a démontré également Miquel, ou constate toujours la relation la plus intime entre les courbes de quantité des bactéries atmosphériques et les courbes d'accroissement des décès causés par les maladies zymotiques, épidémiques ou contagieuses.

Tous ces faits, au reste, ne s'expliquent-ils pas naturellement par l'influence bien manifeste des associations bactériennes, et par l'augmentation de la virulence de certains microbes au contact d'autres, inoffensifs isolément? Ainsi que l'a démontré avec la dernière évidence, M. Galtier, dans sa communication du 30 avril 1894 à l'Académie des sciences, où il conclut en particulier :

« Que des microbes, atténués au point de ne plus produire à eux seuls une maladie mortelle, peuvent s'exalter, se révivifier, et redevenir virulents, lorsque deux espèces sont introduites dans un organisme. »

Action de la chaleur et du froid.

Il n'est pas jusqu'aux influences des variations météorologiques, de l'action de la chaleur et du froid, comme cause plus ou moins immédiate de certaines maladies, dont les recherches expérimentales ne puissent nous donner, jusqu'à un certain point, une explication parfaitement plausible et rationnelle.

Pasteur, en effet, a démontré, en 1878, que certains animaux, réfractaires à une affection virulente, par le fait de leur température trop élevée, deviennent au contraire, des plus susceptibles, quand on les soumet à un refroidissement plus ou moins brusque. La poule, par exemple, qui jouit d'une immunité absolue contre le charbon, à l'état normal, à cause de sa température de 42°, perd immédiatement cette propriété quand on la refroidit pendant quelque temps, en lui faisant tremper les pattes et le ventre dans une eau à 25 degrés.

Inversement, Gibier a prouvé que la grenouille, indemne également tant qu'elle conserve sa température normale, s'infecte aussitôt qu'on l'échauffe en la mettant dans de l'eau à 35 degrés.

Or, ne peut-on expliquer de cette manière, sur l'homme, l'apparition plus ou moins rapide de certaines maladies dites à tort ou à raison, *maladies a frigore*; et qui cependant sont, à n'en plus douter aujourd'hui, la conséquence d'une infection spécifique? La pneumonie fibrineuse, par exemple. Le fait nous semble indiscutable.

N'est-il pas très logique, également, de recourir à la même explication du rôle que paraît avoir joué, bien souvent, l'excès de la température sur la marche de certaines épidémies? Pour se rendre compte de ce fait, bien dûment constaté par de nombreux observateurs, que la fièvre typhoïde, par exemple, semble plus fréquente dans certaines garnisons du Sud, et affecte bien souvent une allure plus grave pendant les étés chauds, en Algérie et en Tunisie tout spécialement? Il ne saurait y avoir de doute, à notre avis.

Milieux acides et alcalins.

L'expérimentation a prouvé aussi que le développement des micro-organismes pouvait être notablement modifié suivant l'état d'acidité ou d'alcalinité des liquides, dans lesquels ils étaient cultivés. N'est-ce pas là encore un fait dont il faut tenir un compte sérieux dans l'appréciation de l'éclosion, à tel moment plutôt qu'à tel autre, d'une affection contagieuse chez un sujet déterminé?

Toutes ces notions nous semblent bien immédiatement applicables à la pathologie humaine.

Accoutumance aux microbes pathogènes.

Il est une autre cause prédisposante aux maladies spécifiques, dont il nous reste à dire quelques mots, et dont nous trouverons tout à l'heure aussi une explication toute simple, à propos de l'atténuation des virus et des injections préventives, qui en ont été la conséquence toute naturelle : nous faisons allusion, en ce moment, à la non-accoutumance des sujets exposés à la contagion. C'est un fait, aujourd'hui bien constaté, en effet, que certains individus sont beaucoup plus réfractaires que d'autres à l'influence des contages, et vont même parfois jusqu'à une immunité à peu près complète. Cette particularité est surtout très remarquable en ce qui concerne la fièvre typhoïde, chez les jeunes gens habitant les grands centres, Paris, Lyon, où règne en permanence, à l'état endémique, cette affection contagieuse. Depuis bien longtemps M. le médecin-inspecteur général Colin a attiré l'attention sur ce fait, et démontré, statistiques en main, que de tous les hommes récemment incorporés, les Parisiens sont, assurément, ceux qui fournissent à la dothiénentérie la moindre morbidité et la mortalité la plus faible. Les recrues, au contraire, qui nous arrivent de la campagne, vierges, pour ainsi dire, de tout contact avec l'agent pathogène, présentent un nombre infiniment plus considérable de malades et de décès. La même remarque, d'ailleurs, s'applique à toutes les maladies infectieuses en général, et au groupe des fièvres éruptives tout particulièrement. Il semble que, dans ces conditions, les sujets élevés aux milieu d'un centre, où se trouve en permanence le microbe pathogène spécial à chacune de ces affections, absorbe peu à peu, par petites doses successives, insensiblement mais progressivement l'agent virulent en question, par l'intermédiaire de l'air de l'eau, des aliments, du sol, que sais-je. Quoi qu'il en soit, il ne résulte pas moins, pratiquement parlant, de cette imprégnation lente et continue, une véritable accoutumance de l'organisme, une sorte de mithridatisme, qui fait, qu'à un moment donné, ce dernier peut impunément pénétrer, sans le moindre risque, dans les centres les plus infectés. La preuve en est dans ce fait, non moins bien constaté, que si le Parisien, dont nous parlons, abandonne pour un temps assez long la capitale, où il se trouvait primitivement, il perd complètement le bénéfice de son accoutumance première, et contractera parfaitement, en y rentrant de nouveau, les maladies pour lesquelles il s'était montré absolument réfractaire au début.

N'est-ce pas de même à cette explication qu'il faut recourir, à propros du danger reconnu par tout le monde, d'arriver d'emblée dans une localité en pleine épidémie et les chances plus grandes de contracter cette affection pour les nouveaux arrivants, que pour les habitants qui ont séjourné au milieu du foyer depuis son éclosion?

Ces faits, absolument incompréhensibles avant l'apparition des théories microbiennes, nous semblent, au contraire, aujourd'hui des plus simples; et on peut comparer de point en point cette imprégnation lente de l'économie à ce que nous allons voir, dans un instant, se produire expérimentalement sur les animaux à l'aide des vaccins chimiques. Nous avons légèrement empiété sur ce terrain, afin de ne pas séparer des autres cette cause prédisposante par excellence, et qui nous paraît jouer un rôle si important en épidémiologie.

CONSÉQUENCES ET DÉDUCTIONS PRATIQUES

Une fois bien établis ces deux principes, à savoir :

1° Qu'à toute maladie infectieuse ressortit, comme cause immédiatement déterminante, spécifique, un microbe pathogène particulier, provenant toujours d'un organisme voisin préalablement infecté, d'où vient la contagion ;

2° Que cet agent pathogène ne peut vivre, se reproduire, pulluler et donner lieu à l'infection, s'il ne tombe sur un terrain préparé, sur un sujet présentant, au moment du contact, les conditions prédisposantes absolument indispensables à son évolution ;

Les moyens pratiques, pour lutter contre l'invasion de ces infiniment petits, pour prévenir les conséquences de leur développement à l'intérieur de l'économie, s'en déduisaient tout naturellement. Ces moyens devaient avoir pour but :

1° De détruire sur place, partout où il peut exister, l'élément pathogène incriminé ; et par conséquent de le poursuivre jusque chez le malade qui en est porteur, dans ses sécrétions, dans ses vêtements, dans les différents milieux, dans les locaux qu'il a pu contaminer ;

2° De mettre tout sujet, susceptible d'être contagionné, tout organisme en puissance d'infection microbienne, en état de résister au développement des germes : en un mot, employer tous les moyens, dont on peut disposer, pour le rendre, sinon absolument indemne, tout au moins aussi réfractaire que possible.

L'ensemble des procédés, qui se rapportent à la première catégorie, constitue le vaste chapitre de la *désinfection*.

Les seconds répondent à ce qu'on décrit, aujourd'hui, sous les noms de *virus atténués, vaccins chimiques, sérumthérapie*.

Nous allons dire rapidement quelques mots de chacune de ces deux grandes méthodes, qui sont la conséquence toute naturelle de la théorie des microbes, et dont l'application pratique a déjà donné de si beaux résultats; sans compter ceux, plus brillants encore, que ne peuvent manquer d'obtenir, grâce à la rigueur scientifique, toujours suivie dans leur marche en avant, Pasteur et son école.

Destruction des microbes. Désinfection.

Une première remarque à faire, à propos de la destruction des microbes, est la très grande différence, qui existe sous ce rapport, comme nous l'avons déjà dit, entre les germes pathogènes à l'état adulte, et les spores à l'état naissant, dont la résistance est infiniment supérieure, tant pour les agents chimiques que pour les températures extrêmes. C'est un point, comme nous l'avons fait voir, sur lequel ont beaucoup insisté Pasteur et ses élèves; et dont l'oubli permet d'expliquer bien souvent les résultats absolument opposés en apparence, auxquels aboutissent des expérimentateurs également sérieux et consciencieux.

Ceci posé, on peut ranger les moyens de destruction dont nous disposons, à l'égard des germes et des corpuscules-germes, en deux grandes classes : les agents chimiques d'une part; les agents physiques, d'autre part.

Méthode antiseptique.

La première, que tout le monde connaît et désigne actuellement sous le nom de *méthode antiseptique*, et que Lister s'est tellement appropriée, après les célèbres découvertes de Pasteur, en l'adaptant à la pratique chirurgicale, qu'elle porte encore le nom de ce chirurgien éminent, a pour but de mettre le microbe pathogène en contact avec un produit chimique susceptible de le détruire, et d'en annihiler les effets.

Le nombre de ces antiseptiques est aujourd'hui considérable, et leur énumération seule occuperait des pages entières. Qu'il me suffise de vous rappeler que de tous ceux, dont l'efficacité est réellement admise, et dont l'emploi devient journalier dans la pratique de la désinfection, sont : l'acide phénique, le bichlorure de mercure, le lait de chaux, le sulfate de cuivre, le chlorure de zinc et le gaz acide sulfureux.

Et, à ce propos, nous ferons remarquer, une fois pour toutes, que l'action destructive de tous ces produits chimiques est beaucoup plus intense à chaud qu'à froid, et quand ils sont légèrement acidulés : le sublimé tout particulièrement. La différence est très notable.

Or, les antiseptiques sont surtout applicables à la désinfection du malade lui-même, de ses déjections, de ses sécrétions, de ses effets et des locaux qu'il a contaminés.

Désinfection des malades.

Un ou deux bains de sublimé, trois ou quatre bains sulfureux, combinés à l'antisepsie buccale, au moyen de gargarismes à l'acide borique, à l'acide salicylique, au chloral, mettent tout les convalescents de fièvre éruptive, par exemple, dans l'impossibilité de nuire quand ils rentrent dans le courant de la vie ordinaire.

Désinfection des latrines.

Le chlorure de zinc, l'acide phénique, mais surtout le lait de chaux et le sulfate de cuivre semblent les meilleurs antiseptiques à employer pour la destruction des microbes contenus dans les selles et dans les urines; conséquemment pour la désinfection journalière des latrines.

Désinfection des vêtements.

Le linge, les vêtements, trempés dans une solution chaude de sublimé au millième pendant une demi-heure, sont complètement débarrassés des germes, qu'ils pouvaient contenir. On peut également employer les pulvérisations de sublimé, l'acide sulfureux; mais, en général, l'étuve à vapeur sous pression mérite la préférence, car les résultats qu'elle donne sont plus rapides et plus certains.

Désinfection des locaux.

Pour les locaux, pour les appartements, deux systèmes sont actuellement employés : la sulfuration et les pulvérisations de sublimé au moyen de l'appareil Geneste et Herscher. Le but de ces deux méthodes est d'aller atteindre jusque dans les fissures, jusque dans les plus petits recoins, par le gaz acide sulfureux, dans un cas; par une véritable poussière, par un véritable nuage de sublimé, dans l'autre, les agents pathogènes qui ont pu y pénétrer.

La valeur de ces deux procédés est loin, d'ailleurs, d'être également et unanimement acceptée, et chacun d'eux compte des partisans et des adversaires également convaincus.

Sulfuration.

On a reproché à la sulfuration, en dehors, bien entendu, de l'odeur désagréable qu'elle détermine, de la possibilité de réoccuper de suite les locaux dans lesquels elle a été pratiquée, de l'altération des couleurs qui peut en être la conséquence; on lui a reproché, dis-je, d'être absolument inefficace contre la destruction des spores, des germes à l'état naissant. Mais, en somme, cette objection capitale est peut-être beaucoup plus théorique que réellement démontrée par l'observation clinique. Thoinot et Gaillard, qui se sont faits les défenseurs de cette méthode, ont prouvé qu'en ayant soin de saturer préalablement l'atmosphère de vapeur d'eau, et en brûlant de 40 à

50 grammes de soufre par mètre cube, au lieu des 20 et 30 qui sont officiellement prescrits, les résultats sont absolument certains et la sécurité complète. Le fait est que ce procédé, malgré le discrédit dont il est l'objet depuis quelque temps, est encore le seul qui soit préconisé par des observateurs aussi instruits que distingués : M. le médecin-inspecteur Arnould, dont personne ne contestera, assurément, la compétence en pareille matière, déclare que la sulfuration lui a toujours rendu les plus grands services dans le 1er corps d'armée, quand il était directeur du Service de santé. Nous savons également que l'acide sulfureux est encore actuellement le moyen presque uniquement recommandé par le Bureau d'hygiène de Bruxelles.

Pulvérisateur Geneste et Herscher.

Nous donnerions, toutefois, personnellement, la préférence au pulvérisateur Geneste et Herscher, qui paraît, du reste, avoir la vogue pour le moment, qui est l'instrument préconisé à Paris, et dont se sert uniquement le directeur du Service municipal de désinfection, avec la solution acide et chaude de sublimé au millième.

Ce procédé de la pulvérisation n'est pas, lui-même, à l'abri de la critique; car, il y a quelques jours à peine (24 juillet 1894), M. le professeur Laveran rompait des lances, à l'Académie de médecine, contre l'efficacité réelle de cet appareil, à peu près universellement adopté aujourd'hui. Il chercha à démontrer expérimentalement que les pulvérisations sont loin d'avoir la valeur qu'on leur suppose; que celles de sublimé, en particulier, sont de beaucoup inférieures, comme agent de destruction des germes, à la solution d'acide phénique à 5 pour 100; que les lavages sont bien préférables, et qu'il faudrait avoir dans les hôpitaux, les casernes, les écoles, des pa-

Lavages phéniqués des murs à parois imperméables.

rois imperméables, faciles à nettoyer et à désinfecter par ce procédé.

Chaux caustique. — Eau de chaux en badigeonnage.

Il ajoutait également, que, pour les murs blanchis à la chaux, le meilleur système de désinfection paraît consister dans un badigeonnage à la chaux caustique. Ce qui procura à M. le médecin inspecteur Vallin l'occasion de rappeler à quel point le simple badigeonnage à l'eau de chaux est un puissant moyen de désinfection.

Mais, comme l'a fort justement fait observer M. Dujardin-Beaumetz, quelques puissent être les résultats de l'expérimentation, il n'en est pas moins certain que les pulvérisations au sublimé sont, dans la pratique, d'une efficacité indiscutable; et que l'emploi du pulvérisateur reste encore, actuellement, de beaucoup le meilleur agent de désinfection des locaux contaminés.

Action de la chaleur.

Quoi qu'il en soit, les produits antiseptiques ont, à n'en pas douter, en tant que principes destructeurs des microbes pathogènes, une action de beaucoup inférieure à celle de la chaleur et des hautes températures. Aussi, était-il tout naturel de chercher dans cette voie un moyen aussi pratique qu'efficace de désinfection. Bien qu'il soit démontré que, si la plupart des germes, à l'état adulte, périssent après dix minutes environ dans une température de 62 à 64° de chaleur humide; par contre, les spores ne sont pas toujours détruites après quinze minutes dans un courant de vapeur à 100°. D'où l'idée de recourir, d'une part, à l'ébullition plus ou moins prolongée, et, d'autre part, à l'action de la vapeur sous pression. Voyons, en deux mots, la valeur de chacun de ces procédés.

Ébullition.

De tous les moyens, connus jusqu'à présent, de purifier une eau contaminée par des agents pathogènes, quels qu'ils soient, d'ailleurs, le meilleur, assurément, est encore l'ébullition. Nous n'insisterons pas sur ce point; car la déclaration faite par M. Armand Gautier, l'homme le plus compétent en pareille matière, à l'Académie de médecine, le 6 mars 1894, mérite d'être enregistrée et méditée profondément par tous ceux qui ont une confiance illimitée dans la valeur des filtres, si perfectionnés qu'ils soient : « Je maintiens, dit en effet ce chimiste éminent, la nécessité qu'il y a à recommander l'usage de l'eau bouillie, car il n'existe pas de filtres parfaits. Les meilleurs, après quelque temps, ainsi que je l'ai observé autrefois et que l'a démontré aussi M. Miquel, se laissent traverser par des micro-organismes; bien plus, ils peuvent parfois devenir une cause d'infection. » La vérité d'une pareille déclaration n'est plus à démontrer, et les résultats, toujours obtenus par l'eau bouillie, dans le milieu militaire où nous observons, en cas d'épidémie d'origine hydrique, se passent de tout commentaire.

Ce moyen, très pratique et le meilleur assurément en cas d'adultération de l'eau servant à l'alimentation, reste encore le seul réellement efficace quand il s'agit de stériliser du lait soupçonné de contenir des microbes pathogènes, tels que ceux de la fièvre typhoïde, de la tuberculose, par exemple. Mais il perd, malheureusement, une grande partie de sa valeur quand on veut l'appliquer, pour l'allaitement des nouveau-nés, aux germes nombreux de la fermentation que contient normalement ce liquide. Certainement ce procédé est encore applicable, mais à la condition de faire perdre au lait, et c'est le grand reproche qu'on lui a adressé, une grande partie de sa valeur nutritive. N'y avait-il pas moyen de tourner la difficulté?

Si, et ici, encore, les applications de la théorie des

germes vont nous donner une solution aussi satisfaisante que possible de la question.

Pasteurisation. Il suffisait, en effet, d'employer pour le lait la méthode imaginée par Pasteur, sous la dénomination de *pasteurisation*, pour le vin et la bière : méthode qui consiste, comme on sait, à maintenir, pendant un temps suffisamment prolongé, ces liquides à une température de 50 à 60°, pour détruire les germes de la fermentation ; après quoi, il n'y a plus d'altération à craindre de longtemps.

Méthode de Soxhlet. Eh! bien, ce procédé a été appliqué à la pasteurisation du lait, en le maintenant pendant 40 à 45 minutes dans de l'eau en ébullition, avec des flacons bouchés de telle façon que les gaz puissent s'échapper, mais que l'air ne puisse plus rentrer, une fois la stérilisation pratiquée. C'est Soxhlet qui a attaché sur son nom à cette méthode, et qui a sauvé ainsi des milliers d'existences; car le lait pasteurisé, employé journellement pour l'alimentation des nouveau-nés, a supprimé, du fait même, la plupart des maladies du tube digestif si fréquemment observées après l'ingestion du lait ordinaire.

Étuves à vapeur sous pression. Viennent enfin, comme dernier procédé de destruction des microbes, les étuves à vapeur sous pression, basées sur ce principe : Que pas un germe ne peut résister à l'action de la vapeur surchauffée sous pression pendant plus de 20 à 30 minutes au maximum. Je n'ai pas besoin, d'ailleurs, Messieurs, d'insister plus longuement sur ce point, car il n'en est pas un d'entre vous, certainement, qui n'ait déjà vu fonctionner l'étuve de Geneste et Herscher, et n'ait pu constater avec quelle facilité, quelle rapidité, cet appareil désinfecte à fond les vêtements, les draperies, les étoffes et la literie.

Résultats statistiques des désinfections.

On peut dire, sans crainte d'être taxé d'exagération, que grâce, au pulvérisateur et à l'étuve sous pression, on est maître maintenant d'une épidémie. Bien plus, si j'avais le temps d'insister sur cette question, je pourrais vous prouver, statistiques en main, que dans les centres où fonctionne un service parfaitement organisé de désinfection, la mortalité, du fait des maladies contagieuses, a déjà diminué de plus d'un tiers.

J'arrive maintenant à la seconde partie : à l'examen des moyens employés pour rendre plus ou moins réfractaire, pour immuniser, même complètement, un organisme donné contre le microbe pathogène dont il pourrait subir le contact plus ou moins immédiat.

Influence d'une bonne alimentation, de l'eau pure, du vin, de l'eau-de-vie, du thé, du café, du grand air, etc.

Un premier point, qui n'est pas discutable, est l'utilité, à titre préventif, comme moyen d'éviter l'éclosion des maladies infectieuses ou d'en prévenir l'extension, d'une nourriture saine et substantielle, proportionnée aux efforts et aux fatigues des sujets en observation ; de boissons, telles que le vin, l'eau-de-vie, le café, le thé pour tout homme soumis à un entraînement exagéré ; l'absence, dans les limites du possible, de tout surmenage physique ou moral ; la nécessité absolue d'une eau pure, dépourvue de toute souillure, de tout élément putride ; le besoin, non moins nécessaire, d'un air irréprochable, débarrassé, autant que possible, des germes même banals en apparence ; et surtout pas d'encombrement. Toutes causes de détérioration générale de l'organisme, qui constituent autant de conditions favorables au développement des microbes pathogènes.

Antisepsie interne. — Gargarismes antiseptiques.

L'importance, à titre préventif également, des antiseptiques administrés à l'intérieur, en temps d'épidémie, nous semble non moins démontrée : que ces derniers, d'ailleurs, agissent purement et simplement d'une façon banale, en diminuant ou en empêchant l'action des fermentations dans le tube digestif; ou, au contraire, en détruisant directement, ce qui est fort possible, surtout si l'on a soin d'y adjoindre l'usage des gargarismes antiseptiques, les microbes pathogènes qui peuvent stationner dans la bouche, le pharynx, l'estomac et l'intestin lui-même. C'est, soit dit en passant, cette manière de voir qui nous a conduit à l'emploi du bichlorure de mercure comme agent prophylactique du choléra asiatique.

Ces conclusions devaient tout naturellement ressortir de l'idée qu'on se fait actuellement, avec les théories microbiennes, de l'infection et de la contagion, qui ne sont, en somme, qu'une seule et même chose.

Mais voici venir maintenant des applications bien autrement importantes encore.

Atténuation des virus. Choléra des poules.

Grand fut l'étonnement, en effet, quand Pasteur vint annoncer, le 10 février 1880, à l'Académie de médecine que la virulence des cultures du microbe du choléra des poules peut subir une atténuation progressive, sous l'influence plus ou moins prolongée de l'oxygène; et que l'on peut ainsi diminuer à volonté, presque par degrés, le pouvoir infectieux de son microbe pathogène, sans toutefois toucher aucunement à la faculté végétative de ce dernier. Faisant déjà entrevoir la possibilité « de pouvoir préparer ainsi avec des virus actifs, de facile culture, dans le corps de l'homme et des animaux, des virus-vaccins de développement restreint, capables de prévenir les effets mortels des premiers ».

Atténuation du sang charbonneux.

Quelques mois après, le 12 juillet 1880, Toussaint communiquait à l'Académie des sciences un procédé propre à atténuer l'action virulente du sang imprégné de la bactéridie charbonneuse, en chauffant ce sang défibriné pendant 20 minutes à la température de 55°. Il obtenait ainsi un liquide encore virulent, mais qui ne donnait qu'une faible fièvre charbonneuse; et qui surtout avait pour résultat de rendre l'animal en expérience réfractaire aux inoculations de sang charbonneux non chauffé et susceptible de communiquer le charbon aux moutons non immunisés par ce procédé.

Atténuation des cultures de la bactéridie.

Appliquant cette propriété atténuante de la chaleur, non plus au sang charbonneux, mais aux cultures artificielles de l'agent pathogène du charbon, Pasteur, avec ses élèves Roux et Chamberland, démontra qu'en maintenant une de ces cultures pendant un mois entre 42 et 43°, elle finit par devenir absolument stérile; en passant par tous les degrés d'atténuation, qui commence à être, du reste, appréciable seulement au huitième jour.

Bref, après une série d'épreuves et de contre-épreuves, Pasteur déclarait en 1881 que le procédé qui détermine le mieux l'atténuation est le séjour des cultures de la bactéridie dans une atmosphère constante de 42 à 43° pendant 15 à 20 jours. Il démontra, en même temps, qu'on pouvait facilement obtenir l'immunité artificielle par les inoculations successives du virus atténué; et, une fois bien confirmé expérimentalement l'effet préventif des inoculations qui ne tuent pas, il n'hésita pas à vacciner les animaux.

Expérience de Pouilly-le-Fort.

Vous connaissez tous, Messieurs, la célèbre expérience de Pouilly-le-Fort, qui consista à pratiquer sur des moutons deux inoculations à 12 ou 15 jours d'intervalle, la première avec un vaccin très atténué, la seconde avec un vaccin plus intense : opération qui eut pour résultat de rendre les animaux inoculés absolument réfractaires au charbon.

Dès lors, il n'y avait plus de doute : cette nouvelle

méthode, mathématiquement rigoureuse, devait pouvoir être appliquée à d'autres maladies microbiennes; et, en effet, tous les savants se mettant à l'œuvre, on arrivait aux mêmes conclusions pour le charbon symptomatique, pour la rage, pour la pneumonie.

Atténuation du virus de la rage.

Vous êtes tous, certainement, au courant des résultats remarquables, obtenus par l'application de ce principe de l'atténuation des virus, dans le traitement de la rage en particulier, chez l'animal et chez l'homme : cette affection qui était considérée, il y a quelques années à peine, comme absolument incurable, ne donne plus actuellement, vous le savez, qu'une mortalité d'un demi pour cent à l'Institut Pasteur.

Toxines. — Vaccins chimiques.

Un autre problème, non moins intéressant à résoudre, était la question de savoir comment, par quel mécanisme, agissaient les microbes pathogènes sur l'économie. Intervenaient-ils directement par leur action mécanique, ou, au contraire, par les produits de sécrétion, par les poisons chimiques qu'ils élaboreraient?

A Pasteur encore revient le mérite d'avoir démontré que les microbes agissent surtout par les produits solubles qu'ils élaborent, par les toxines, comme on les appelle; de telle sorte que l'infection, à tout prendre, n'est, en somme, actuellement qu'une intoxication. Et ce fait, Pasteur l'a rendu indiscutable, en montrant qu'une culture de choléra des poules, débarrassée par la filtration des agents pathogènes qu'elle contenait, conserve les mêmes propriétés, et provoque des symptômes identiques à ceux déterminés par les microbes eux-mêmes. Bien plus, il prouvait aussi, en même temps, qu'on pouvait parfaitement obtenir, à l'aide des injections de ces toxines, chez les animaux en expérience, une immunisation artificielle : d'où la dénomination du vaccin chimique.

Une fois engagés dans cette voie, ses élèves donnèrent à cette méthode une extension considérable : Roux et Yersin, en particulier, utilisant le filtre en porcelaine, mirent en évidence, dans les cultures du microbe pathogène de la diphtérie, la présence d'un poison, très analogue aux venins, possédant des propriétés non seulement immunisantes, préservatrices, mais encore thérapeutiques. Cette découverte du poison diphtérique fut, suivant l'expression du professeur Straus, un véritable trait de lumière; et bientôt la même méthode nous donnait les poisons tétanique, cholérique, pneumonique, typhique. Ils deviendront, bien certainement, de plus en plus nombreux, à mesure qu'on saura mieux les rechercher dans chacune des maladies dont ils sont la cause immédiate.

Malléine et tuberculine, agents de diagnostic.

Bien plus, on en est arrivé aujourd'hui, Messieurs, à ne plus utiliser seulement ces produits solubles comme agents d'immunisation; et certains d'entre eux ont une autre importance, au point de vue du diagnostic et de la prophylaxie; en raison de ce fait, que quand ils sont injectés à des animaux déjà porteurs du microbe pathogène qui les a secrétés, ils déterminent des symptômes, une élévation particulière de la température, qui ne laissent aucun doute sur la réalité de l'infection. Nous faisons allusion, en ce moment, à la malléine et à la tuberculine, vaccins chimiques du bacille morveux et du bacille tuberculeux, qui servent aujourd'hui à décéler chez les chevaux ou les vaches, même les mieux portants en apparence, toute localisation morveuse ou tuberculeuse, si petite qu'elle soit.

Il y a, certes, bien encore des opposants, et la question n'est pas résolue d'une manière définitive : mais le professeur Nocard, qui s'est fait le champion de cette méthode, n'en maintient pas moins ses affirmations : « Pour lui, si après une injection de malléine, l'élévation de température atteint ou dépasse 2 degrés, on peut certifier que le cheval est morveux ; si elle est comprise entre 1 et 2 degrés, on doit le considérer comme suspect ; si enfin elle reste au-dessous de 1 degré, l'animal est sain. » Ces résultats, s'ils étaient définitivement vérifiés, auraient une telle importance, que le Ministre de la Guerre a cru devoir désigner une commission spécialement chargée d'étudier la question ; et vous savez tous, Messieurs, aussi bien que moi, que les conclusions du rapport des expériences faites à Montoire, en 1892, ont abouti à l'Instruction ministérielle du 29 janvier 1893, qui prescrit et réglemente l'emploi de la malléine dans l'armée.

Les dernières conclusions de M. Nocard, touchant la tuberculine, sont, au Congrès de Buda-Pest, non moins catégoriques que celles qui ont trait à la malléine. A l'avenir de prononcer ; quoi qu'il en soit, cette toxine deviendrait ainsi un précieux moyen de prophylaxie de la tuberculose dans les étables, et par conséquent chez l'homme.

Sérumthérapie.

Mais là encore ne se sont pas arrêtés les expérimentateurs ; car voici maintenant poindre à l'horizon la question, bien plus intéressante si c'est possible, des sérums préventifs et thérapeutiques. A Behring et à Kitasato appartient, sans aucun doute, tout l'honneur de cette découverte. Elle est bien née, il est vrai, comme le fait observer Roux, avec les expériences de Maurice Raynaud sur le sang des génisses inoculées du cow-pox et avec celles de Richet et Héricourt sur le sérum des chiens inoculés avec le *Staphylococcus pyosepticus* ; mais c'est, en réalité, Behring qui, en 1893, par ses expériences, par les résultats auxquels il est parvenu, s'est approprié cette méthode[1].

Elle consiste à utiliser comme agent, à la fois antitoxique, immunisant et curateur, le sérum d'un animal préalablement immunisé, lui-même, au moyen des injections sous-cutanées de la toxine, plus ou moins atténuée, de la maladie même qu'il a pour but, précisément, de combattre et d'enrayer.

Expérimentalement parlant, comme l'a fort justement déclaré le professeur Straus, à l'Académie de médecine, la méthode a largement fait ses preuves. Malheureusement, appliquée à l'homme, elle n'a pas toujours tenu ses promesses, pour le tétanos notamment, la pneumonie, la fièvre typhoïde. Mais vous êtes tous, Messieurs, au courant de l'éclatant succès qu'elle vient de remporter, contre la diphtérie, entre les mains de Roux, qui utilise le sérum du cheval, immunisé préalablement par des injections sous-cutanées, à intervalles appropriés, de toxine diphtérique, mitigée d'abord au moyen de l'iode, puis par des doses progressivement croissantes de toxine pure.

On peut dire qu'il s'agit là, bien certainement, d'une des plus importantes découvertes des temps modernes.

1. Le professeur Babès, de Bucarest, a réclamé, dans la séance du 8 janvier 1895 de l'Académie de médecine, la priorité de cette découverte qu'il aurait établie expérimentalement pour la rage en 1889 (*Annales de l'Institut Pasteur*, juillet), et appliquée en 1890 sur l'homme.

Il aurait le premier démontré :

« 1° Que l'on peut transmettre aux animaux susceptibles l'immunité contre une maladie infectieuse au moyen du sang des animaux fortement immunisés contre cette maladie. (Dans mon cas, la rage.)

« 2° Que cette méthode empêche l'éclosion de la maladie même chez les animaux auxquels le virus a été inoculé antérieurement au traitement d'une manière effective (1889). »

Et, assurément, les élèves de Pasteur ne pouvaient s'arrêter en si bon chemin.

Depuis quelques mois, en effet, cette méthode a été appliquée au traitement :

1° *De la tuberculose*, avec des résultats très nets et des plus encourageants pour l'avenir. Car les faits, qui ont pu être constatés, ont montré : d'une part, que le sérum d'âne, soumis aux injections de cultures tuberculeuses, avait des propriétés curatives très manifestes sur les cobayes en expérience; d'autre part, que dans deux observations chez l'homme, les injections de sérum de cet animal, ainsi immunisé, ont arrêté presque complètement la marche de la tuberculose (Richet, *Sérothérapie dans la tuberculose*, Société de Biologie, 12 janvier 1895);

2° *De la syphilis*, où le sérum d'un animal, l'âne de préférence, immunisé par l'injection du sérum du sang d'un sujet syphilitique en pleine période secondaire, fournit 3 guérisons remarquables, dans un cas de syphilis cérébrale et deux cas de gommes rebelles à tout autre traitement antérieur (Richet, *Sérothérapie dans la syphilis*, Société de Biologie, 12 janvier et 6 avril 1895);

3° *Des affections streptococciques* (fièvre puerpérale, érysipèle, angines à streptocoques). Quatre guérisons, en effet : 2 de fièvre puerpérale ; 1 d'érysipèle chez un nouveau-né ; 1 d'angine à streptocoques, du fait, de cette méthode ont été publiées par Roger. De plus, sur 46 érysipélateux, traités de la même manière par Marmorek, un seul aurait succombé (Roger, *Sérum antistreptococcique*, Société de Biologie, 23 février et 30 mars 1895) ;

4° *Du cancer*, avec deux succès éclatants, chez des malades considérés comme inopérables, à la suite d'injections faites au pourtour et dans le voisinage de la tumeur, au moyen de sérum d'animaux (un âne et deux chiens) inoculés avec de l'eau filtrée, dans laquelle avait été broyé le tissu d'un ostéosarcome (Richet et Héricourt, *Traitement et guérison de deux cas de cancer par la sérothérapie*, Académie des sciences, 29 avril 1895).

APPLICATIONS DE LA THÉORIE DES MICROBES A LA GENÈSE DE LA TUBERCULOSE ET DE LA FIÈVRE TYPHOIDE

Permettez-moi, maintenant, Messieurs, avant de terminer, de vous exposer en quelques mots seulement, qui seront comme les conclusions pratiques de toutes ces données théoriques et expérimentales, le bouleversement complet survenu dans les idées qu'on avait anciennement sur la manière de comprendre les causes et l'origine des deux maladies les plus fréquentes dans l'armée : nous avons nommé la tuberculose et la fièvre typhoïde. Vous pourrez ainsi, par cet exposé sommaire, toucher, pour ainsi dire du doigt, les progrès immenses qui ont été réalisés dans le sens de la prophylaxie depuis une dizaine d'années seulement.

TUBERCULOSE

Bien hardi certainement aurait paru celui qui, il y a trente ans, eût osé proclamer la contagion de la tuberculose et sa transmission, d'un individu à un autre, par l'intermédiaire des crachats ou des produits de la suppuration caséeuse; et il aurait eu bien des chances, assurément, pour être considéré comme lancé à fond dans le domaine de l'hypothèse pure. On peut même ajouter qu'il aurait fallu un certain courage pour s'attaquer ainsi à toutes les idées admises jusque-là en pareille matière.

Expériences de Villemin.

Ce courage, Messieurs, le professeur Villemin l'a eu; et ce fut un véritable coup de théâtre, quand il vint, en 1865, affirmer, en pleine Académie de médecine, avec preuves à l'appui, que la tuberculose est contagieuse; que les crachats sont virulents, renferment le principe même de la contagion; et, que c'est précisément par l'intermédiaire de ces produits de l'expectoration, desséchés et réduits en poussière, que survient la contamination. D'où la fréquence si grande de cette affection dans l'armée et dans toutes les agglomérations d'individus.

Parti, en effet, de ce principe, conséquence immédiate de la théorie des germes, éclose depuis deux ou trois ans à peine, que le virus, en réalité, ne peut agir que par un agent spécial, cause indiscutable de la maladie; frappé, d'autre part, de l'extension rapide de la tuberculose, quand, dans un groupe, l'un quelconque des membres vient à en présenter les symptômes, l'idée lui vint qu'on ne pouvait s'expliquer toutes ces particularités que par la contagion; et, que le principe de cette dernière avait toute chance de se trouver surtout dans les foyers caséeux des poumons et dans les produits de l'expectoration.

Le 6 mars 1865 Villemin inoculait à un lapin quelques parcelles d'un poumon tuberculeux, et peu après ce lapin devenait tuberculeux lui-même. Un résultat identique était obtenu par l'inoculation des sécrétions bronchiques.

Des lapins et des cobayes furent enfermés dans une cage, au fond de laquelle avaient été déposés des crachats desséchés finement pulvérisés, et que ces animaux, en expérience, absorbaient ainsi sous forme de particules infiniment ténues, entraînées par le courant d'air. Tous, ou à peu près tous, devenaient également tuberculeux.

Chez d'autres, les produits de l'expectoration furent mélangés aux aliments, aux liquides absorbés : à bref délai, éclatait une tuberculose de l'appareil digestif des plus manifestes.

En un mot, Villemin avait démontré, de 1865 à 1869, par des preuves irréfutables, la propagation certaine de la tuberculose par l'inoculation sous la peau, par la pénétration, dans les voies pulmonaires et digestives, des produits de l'expectoration.

Manquait, malheureusement, la pièce à conviction, le corps du délit, le microbe pathogène, sur lequel le savant professeur du Val-de-Grâce ne parvenait pas à mettre la main. Aussi, que d'incrédules avait rencontrés sa nouvelle théorie!

Bacille de Koch.

En 1882, cette lacune, ce désidératum était enfin comblé par la découverte du bacille en question, que Koch sut parfaitement reconnaître, isoler, cultiver et reproduire en séries successives. Dès lors, il n'y avait plus de doute, et Villemin triomphait.

Ce fut un bouleversement général; et de tous côtés affluèrent les preuves les plus indiscutables de la réalité de la contagion tuberculeuse.

Travaux de Cornet.

Les travaux de Cornet, de 1888 à 1889, eurent surtout, à cette époque, un énorme retentissement. En recueillant dans les hôpitaux et dans les appartements occupés par des phtisiques, sur les murs, sur les tentures, sur les tapis, sur le parquet, les poussières qui y étaient déposées, au moyen d'une éponge stérilisée et exprimée ensuite dans des bouillons de culture, qu'il injectait à des lapins, il constata : que sur 21 salles de malades tuberculeux, les poussières ont déterminé la tuberculose chez la moitié des animaux en expérience. Même résultat, même proportion avec les produits de 53 chambres particulières de phtisiques. Par contre, les poussières de 97 locaux habités par des malades, indemnes de toute tuberculose, donnèrent constamment un résultat négatif.

Ce sont là, dira-t-on, des expériences *in anima vili*; et rien ne prouve que le même fait puisse se reproduire pour l'homme.

Quelques observations cliniques, prises au hasard entre tant d'autres, ne sauraient malheureusement laisser aucun doute à ce sujet.

Engelmann raconte, en 1889, que dans une cité ouvrière, construite hors la ville, en 1865, un logement a été habité tour à tour les huit premières années par trois familles, sans aucun décès par tuberculose. Ce logement est ensuite occupé par une famille qui y perd deux tuberculeux. Or, dans les 12 années suivantes, sur les 25 personnes, sans la moindre prédisposition, qui habitent ce logement, on compte 12 décès par tuberculose.

Cornil, en décembre 1889, rapportait le fait suivant à l'Académie de médecine : dans les bureaux d'une grande administration, comptant 22 employés, il entra deux phtisiques en 1878, qui y vécurent plusieurs années, toussant et crachant : 13 d'entre eux ont succombé à la phtisie de 1884 à 1889.

Dujardin-Beaumetz, en 1893, présentait, à la même Société savante, une observation plus intéressante encore : une mère et deux enfants, logés dans une chambre, où avaient été auparavant des tuberculeux, sont pris, à la suite de la rougeole, d'accidents du même genre. On trouve des bacilles de Koch sur le papier, qui, inoculé à des cobayes, leur donne la tuberculose.

Miller publiait, dans le *British medical Journal* du 13 janvier 1894, un fait non moins remarquable : dans une vieille maison de Londres meurt, il y a quatorze ans, un phtisique. Le locataire, qui lui succède, meurt de la tuberculose; et successivement ses quatre filles sont atteintes l'année qui suit leur sortie de l'école et leur retour à la maison. Les poussières des parois des murs et des planchers étaient très riches en bacilles.

Il y a quelques jours à peine, le *Bulletin de l'Académie* contenait également le compte-rendu de véritables petites épidémies tuberculeuses de famille ou de maisons, observées par un médecin du département des Basses-Alpes, dans des villages, absolument indemnes de tuberculose jusque-là, et où le germe de la contagion avait été apporté, en 1871, par un jeune mobile qui avait fait la campagne contre l'Allemagne.

Je m'arrête, Messieurs, dans cette énumération, qui pourrait se prolonger indéfiniment. Tout ce que je voulais bien fixer dans votre esprit était la présence, indiscutable aujourd'hui, microscope en main, du microbe pathogène de la tuberculose dans les locaux occupés par des tuberculeux; la certitude de la contagion par l'intermédiaire des poussières, provenant des crachats desséchés, déposés sur les objets qui les entourent, sur le parquet, sur les tapis, sur les murs.

Et, d'ailleurs, Messieurs, comment pourrait-il en être autrement, quand on songe aux recherches qui ont permis à Heller d'affirmer qu'il y aurait, en moyenne, 720 millions, par jour, de bacilles dans les crachats d'un tuberculeux qui n'expectorerait que toutes les heures!!

La conclusion pratique, à en tirer, ressort tout naturellement pour nous, surtout qui observons dans l'armée; elle se résume en ces mots : ne pas introduire le loup dans la bergerie, c'est-à-dire ne pas accepter d'homme suspect; éliminer le plus tôt possible tout malade chez lequel on aurait lieu de supposer le développement de la tuberculose.

Il n'y a, d'ailleurs, qu'à se conformer, sous ce rapport, *scrupuleusement*, à l'Instruction du 13 mars 1894 sur l'aptitude physique au service militaire, on ne peut plus catégorique :

« Les indices de tuberculose généralisée ou localisée dans un organe quelconque, est-il dit à l'article 8, motivent toujours l'exemption et la réforme immédiates. Il importe de ne pas attendre les déclarations des malades, et d'assurer, par les enquêtes et les examens nécessaires, l'exclusion absolue de l'armée des militaires atteints de cette affection. »

Malheureusement, les cas latents peuvent tromper la diligence et la surveillance des médecins même les plus instruits, attendu que cette infection tuberculeuse, sans le moindre signe apparent, est certes aussi fréquente, au moins, chez l'homme que chez les animaux, sur lesquels on peut maintenant la reconnaître, comme nous l'avons démontré, au moyen des injections de tuberculine. Nous n'en voulons pour preuves que les constatations suivantes :

Revilliod, de Genève, conclut, au Congrès international des sciences médicales de Rome en 1894, que les recherches microscopiques conduisent aujourd'hui à ce résultat, que les deux tiers des humains sont tuberculeux ; mais que, rassurez-vous, Messieurs, 40 pour 100 des tuberculeux guérissent.

D'autre part, le médecin russe Gorbatcher a démontré, en examinant les crachats de 162 soldats bien portants, qu'on trouve des bacilles de Koch :

a { 19 fois sur 1000, chez les soldats de 21 ans.
29 fois sur 1000, chez les soldats de 26 ou 27 ans.

b { 19 fois sur 1000, à la 1re année de service.
24 et 27 fois sur 1000, à la 4e et à la 5e année.

c { 21 fois pour 1000, chez les ruraux.
10 fois pour 1000, chez les citadins.

Un autre médecin russe, Heylich, de son côté, qui vient d'examiner, au même point de vue, 1,920 soldats en parfaite santé apparente, a trouvé chez 23 des bacilles tuberculeux.

Il y a donc lieu d'être en éveil constamment contre la possibilité de la contagion dans nos quartiers et dans nos casernements. Et, comme il est absolument prouvé que les crachats des tuberculeux, principal agent de contamination, ne sont dangereux que par leur dessèchement et par les particules qu'ils répandent dans l'atmosphère ; qu'ils restent, au contraire, absolument inoffensifs tant qu'ils sont humides ; ne voit-on pas poindre à l'horizon la nécessité absolue, dans les chambrées, de crachoirs contenant un liquide antiseptique, la solution phéniquée tout particulièrement, avec la condition expresse de les désinfecter bien régulièrement ?

N'est-ce pas aussi le cas de préconiser, à l'intérieur de nos casernes, de nos hôpitaux, les murs enduits de produits imperméables permettant de grands lavages, tous les six mois, tous les mois, au besoin, avec une solution microbicide énergique ?

D'où enfin la nécessité absolue de désinfecter à fond toute chambrée, dans laquelle aurait stationné un tuberculeux, parois et mobilier compris ; sans oublier les vêtements portés par le malade ou le suspect.

Vous voyez, Messieurs, par ce simple aperçu, les conséquences éminemment pratiques, auxquelles a conduit tout naturellement la célèbre découverte de Villemin.

FIÈVRE TYPHOIDE

La même ignorance, la même incertitude, le même doute, que nous avons notés pour la tuberculose, pendant la période pré-microbienne, se retrouvent, à un degré non moins prononcé, à propos de l'origine, de la cause, de l'étiologie, de la pathogénie de la fièvre typhoïde. Et certainement, à quelques très rares exceptions près, à part quelques esprits, auxquels il semblait fort bizarre de voir une maladie aussi nettement infectieuse, contagieuse et épidémique, résulter de causes absolument banales, survenir spontanément, sans l'intermédiaire d'un agent provocateur spécifique ; il faut bien reconnaître que presque tous admettaient, sans conteste, le développement spontané de la dothiénentérie, sous l'influence des mauvaises conditions hygiéniques, telles qu'une alimentation défectueuse, un surcroît de fatigues, un travail exagéré, le surmenage physique et moral, la nostalgie; une eau impure, chargée de matières organiques; un air saturé des produits de sécrétion et de tous les miasmes humains, comme on disait alors; l'encombrement, etc., etc. Ils en faisaient, en somme, une maladie purement banale.

Les plus avancés, ne pouvant nier les caractères absolument indiscutables que présente, à certains moments, cette affection, sous le rapport de la contagiosité ou de la généralisation, avec les fièvres éruptives, par exemple, admettaient, purement et simplement, la spécificité de l'agent, une fois formé de toutes pièces par génération spontanée. Pour eux, la fièvre typhoïde peut naître spontanément par infection, et se propager ensuite spécifiquement par contagion. Hypothèse peu en rapport, il faut l'avouer, avec les idées actuelles sur la spécificité.

Bacille d'Eberth.

Mais tout s'explique, au contraire; la chose devient la plus claire du monde; l'esprit le plus récalcitrant est complètement satisfait, quand, conformément à la théorie des germes, Eberth, de Zurich, vient déclarer en 1880 que la fièvre typhoïde est bien certainement déterminée par un microbe pathogène spécifique, qu'il a trouvé, 18 fois sur 40 cas, dans la rate et les glandes lymphatiques.

Deux ans après, Koch vérifiait le fait et pouvait obtenir des cultures.

En 1883, son élève Gaffky, médecin de l'armée allemande, constatait sa présence, 26 fois sur 28 cas, dans les glandes mésentériques, dans la rate, le foie, les reins.

En 1885, Artaud, à Paris, le trouve 13 fois sur 13 sujets examinés spécialement à ce point de vue; cette fois, dans les plaques de Peyer et la sous-muqueuse intestinale.

La même année, Pfeiffer le trouve bien manifestement dans les selles des typhoïdiques.

Bref, la spécificité de la fièvre typhoïde était désormais un fait acquis : l'agent pathogène existait dans tous les points de l'organisme contaminé; dans la rate plus particulièrement, toutefois, où il ne manque jamais. D'où la pratique, pour l'établissement définitif d'un diagnostic douteux, des ponctions antiseptiques faites à l'intérieur de cet organe.

On en arrivait, dès lors également, à cette conclusion toute naturelle, dont, nous avons, d'ailleurs, démontré la rigueur scientifique à propos des causes prédisposantes aux maladies microbiennes : que les conditions défectueuses d'hygiène, telles que l'alimentation mauvaise, insuffisante; le surménage; une eau sale ; un air impur, etc., auxquelles on rattachait antérieurement l'origine spontanée de la maladie, n'agissaient assurément qu'à titre de causes adjuvantes, préparantes, facilitant, purement et simplement, l'invasion de l'organisme, désormais en état de réceptivité morbide, par le microbe pathogène, agent immédiat de l'infection, et en l'absence duquel celle-ci ne saurait exister. Autrement dit, ces conditions adjuvantes transforment les milieux en un terrain de culture tout prêt à être ensemencé.

Pour prévenir l'affection, ou en arrêter l'invasion, il faut donc s'adresser directement à cet agent morbide, et le poursuivre jusque dans ses derniers retranchements; rechercher par l'intermédiaire de quels milieux il a le plus de chance de s'introduire à l'intérieur de l'économie; et le détruire ou l'arrêter au passage.

Or, il semble actuellement bien démontré que :

1° L'eau est le plus habituellement le véhicule du microbe pathogène en question; 90 fois sur 100, prétendent même les partisans convaincus de l'origine hydrique de la fièvre typhoïde. Et ils en donnent comme explication : que les matières fécales étant, assurément, l'origine la plus fréquente de la dispersion du bacille, celui-ci a bien des chances, par suite de la communication des latrines non étanches avec les puits, avec un cours d'eau voisin; par suite de l'épandage des selles infectées à proximité d'une source, ou sur le parcours de l'aqueduc et des tuyaux de conduite ; par suite du lavage, dans les ruisseaux ou les rivières, des linges et des vêtements imprégnés de l'agent spécifique; a bien des chances, dis-je, pour souiller cette eau, qui lui servira désormais de véhicule, d'élément de transmission.

2° Le sol peut de la même manière, et pour la même raison, être infecté par les détritus qu'on y dépose journellement; et qui doivent, bien certainement, constituer un excellent repaire pour tous ces germes, dont la résistance est assez prolongée pour qu'on ait pu en constater encore la présence et la vitalité plusieurs mois après leur sortie du tube digestif. Or, il a été démontré que, dans ces conditions, les microbes ne pénètrent pas à une grande profondeur, et restent, au contraire, toujours assez superficiels. Ne paraît-il pas tout naturel, alors, d'expliquer, par leur entraînement avec les poussières atmosphériques, les épidémies non douteuses qui succèdent à des mouvements de terrains, à des travaux de terrassement, etc. ?

3° Cette explication ne semble-t-elle pas aussi parfaitement plausible, pour se rendre compte de l'action indiscutable, dans la genèse de la fièvre typhoïde, des émanations provenant des fosses d'aisance, préalablement infectées par un malade ou par un suspect? Le fait vient d'être vérifié tout récemment, en 1891 à Poitiers, où l'examen bactériologique des poussières d'un pavillon, voisin d'une latrine en réparation, a permis d'y constater la présence des bacilles d'Eberth.

L'entraînement, dans les chambrées, de l'agent pathogène par les chaussures des hommes venant de latrines malpropres, rentre également, à notre avis, dans cette même catégorie d'infection par les matières fécales.

4° La dispersion également dans l'atmosphère des produits de sécrétion de toutes sortes, provenant des malades, desséchés et sous forme de particules pulvérulentes, sont, on ne peut en douter, je pense, une source bien fréquente aussi de contamination. Ainsi doivent s'expliquer, selon nous, la plupart des cas de contagion intérieure dans les hôpitaux, et le danger de laisser les hommes non encore atteints dans les mêmes locaux que les suspects.

Bien plus, à l'intérieur de nos casernements, ces microbes, qui voltigent ainsi dans l'air ambiant, ne courent-ils pas le risque de tomber sur le pain, sur un aliment quelconque, pour être ensuite absorbés par le tube digestif?

N'est-il pas très probable aussi que ces infiniment petits doivent se déposer sur les murs, sur les lits, dans les coins et recoins, dans les entrevous des chambres habitées par les sujets contaminés?

5o Enfin, n'est-on pas en droit de regarder encore, comme un agent non douteux de transmission, les vêtements des malades et tous les objets à leur usage personnel? Pour ce qui est des vêtements, tout au moins, l'exemple rapporté en 1887 par Gélan d'Oldenbourg paraît des plus probants sous ce rapport. Un régiment d'artillerie avait la fièvre typhoïde depuis quatre ans, malgré toutes les désinfections locales, malgré toutes les mesures prises au point de vue de l'eau, de l'alimentation, de l'exercice, etc., etc. Le médecin du régiment finit par s'apercevoir qu'on faisait porter, sans les avoir préalablement désinfectés, aux nouveaux arrivés, des culottes de cheval ayant servi à des typhoïdiques. Celles-ci furent désinfectées avec le plus grand soin, et l'épidémie complètement arrêtée. Une pareille démonstration se passe de commentaires.

J'en ai fini, Messieurs, avec cette longue énumération. Je voulais simplement vous montrer comment se pose actuellement, avec la théorie du microbe pathogène, le problème, parfois si difficile à résoudre, de l'étiologie de de la fièvre typhoïde.

Il semble que, maintenant, qu'on connaît mieux l'ennemi à combattre; qu'on sait, tout au moins, qu'il existe et où le rencontrer, on peut, non seulement, en prévenir les effets, mais lutter avec plus de chances contre lui, après son invasion.

Tout ce système de défense consiste maintenant, grâce à la découverte d'Eberth : dans la distribution d'une eau pure, micro-biologiquement parlant; d'eau de source, si possible, toujours filtrée, même bouillie en cas d'épidémie, dans l'hypothèse contraire. Dans la substitution, aux fosses fixes de nos quartiers, véritables foyers d'infection, tant par l'air que par les infiltrations souterraines qui en sont la conséquence forcée, du système du tout à l'égout ou des tinettes mobiles. Dans l'éloignement de nos casernements de tous les détritus, de tous les immondices suspects.

Et, une fois l'ennemi dans la place, dans une désinfection complète des latrines, des locaux, des hommes malades ou suspects, même des mieux portants en apparence, y compris leurs vêtements.

La valeur d'une méthode se juge, dit-on, par les résultats obtenus. Eh! bien, si nous interrogeons la statistique, nous en arrivons à cette conclusion : que la fièvre typhoïde qui comptait à son passif, dans l'armée française, 2,281 décès en 1882, 1,054 seulement en 1889, n'est représentée, au tableau de mortalité de la dernière statistique officielle de 1891, que par le chiffre de 896. Cette simple constatation en dit plus, à notre avis, que toutes les discussions possibles; aussi croyons-nous absolument inutile d'insister davantage.

J'en ai terminé avec cette question. Maintenant, Messieurs, il ne me reste plus qu'à vous remercier de la bienveillante attention, dont vous avez été si prodigues à mon égard, pendant le cours de cette conférence, trop heureux, pour mon compte personnel, si ces considérations vous ont offert quelque intérêt, et peuvent contribuer, pour leur faible part, à vous ouvrir des horizons nouveaux.

Saumur, le 30 mai 1895.

Dr A. YVERT.

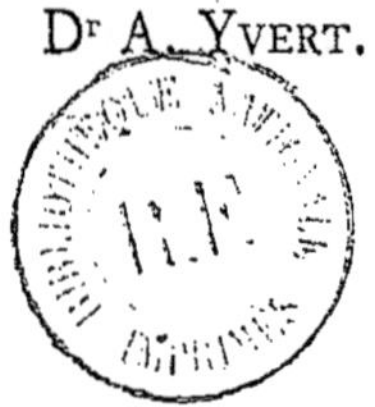

ANGERS, IMP. BURDIN ET Cie, RUE GARNIER, 4

www.ingramcontent.com/pod-product-compliance
Ingram Content Group UK Ltd.
Pitfield, Milton Keynes, MK11 3LW, UK
UKHW012104240726
13965UKWH00004B/1526